DOCTEUR RIPAULT

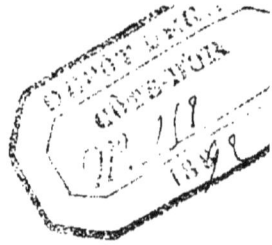

Aux municipalités françaises.
Aux Compagnies françaises d'as-
surances (accidents et vie),
Aux Industriels français.

MÉDICATION SIMPLEX

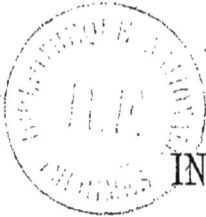

INDICATIONS MÉTHODIQUES

CONTRE LE

DÉBUT DE LA FIÈVRE

PRIX : 2 FRANCS

Le prix de 2 francs *au détail* est irréductible dans l'avenir.
En gros : également irréductible, 20 francs la douzaine

DIJON 1892

PRÉFACE

A qui s'adresse ce Travail? Il s'adresse au Corps médical, car il tend à un but utile, et les Médecins ont seuls qualité pour faire passer une vérité ou soi-disant vérité médicale du domaine platonique dans celui de la pratique.

Toutefois (car il faut dire les choses comme elles sont), étant donné le style dudit, de le présenter de plano au Corps médical, nous n'aurions aucun succès. C'est que la Science médicale moderne n'admet que le style de haute précision (là nécessaire parce que cette Science est analytique), tandis que notre style n'est que de moyenne précision (ici suffisant, il s'agit de simplification).

La ligne de conduite qui nous a guidé dans le choix d'un Public spécial, a été la recherche des deux conditions suivantes : a) Rapports étendus et nombreux avec le Corps médical; b) Intérêt direct à la réalisation de notre but (but qui, d'une manière générale, est une diminution de mortalité et une diminution de durée de maladie, et, par suite, de durée d'incapacité de travail). En résumé, c'est 1° aux Municipalités françaises, 2° aux Compagnies françaises d'assurances (accidents et vie), 3° aux grands Industriels français, que nous dédions ce résultat spécialement observé dans une expérience déjà longue, où, e. t. q. observation spéciale, est embrassé de la fin de 1884 au mois de novembre 1892, date où nous nous sommes arrêté, car il fallait nous arrêter à une date, parce que toute observation qui ne se limite pas, se noie.

Là seront donc nos Destinataires nés (s'il nous est permis de nous exprimer ainsi). Que ceux qui seront amenés à croire (et d'abord peut-être par la sympathie et la confiance que peut inspirer une pratique de plus de vingt années) que nos aperçus peuvent avoir des conséquences heureuses pour les intérêts qui leur sont chers, veuillent bien entendre que ce que nous attendons d'eux, à la fois par reconnaissance et par calcul, c'est qu'ils nous aident dans la diffusion et la vente de la brochure contenante.

En un mot, quoique en principe notre brochure soit offerte gracieusement, nous espérons qu'ils seront, dans le cas susdit, satisfaits de nous en faire toucher le montant, et même, peut-être, de nous procurer des souscriptions.

MÉDICATION SIMPLEX

ÉPIGRAPHE

« Ce qui suit jusqu'à l'ÉPILOGUE
n'est que la répétition d'un opuscule
en deux parties ‹ texte et supplé-
« ment » intitulé *Médication simplex*, et
imprimé les 3 et 16 juin 1890. ›

Il y a trois catégories de malades :

1° Ceux dont la maladie est spéciale, soit anatomiquement (peau, yeux, oreilles, bouche, dents, larynx, poumons, cœur, organes génito-urinaires, tube digestif et annexes, système nerveux) ; soit diathésiquement (phtisie, scrofule, goutte, syphilis, cachexie paludéenne, cancer et autres tumeurs) ; soit chirurgicalement (traumatisme autre que la simple attrition) ; soit enfin par des poisons, venins ou virus, contre lesquels il existe des moyens curatifs spéciaux : contre-poisons, vaccins, cautère.
— La *Médication simplex* ne les concerne pas.

2° Ceux qui, sans être positivement malades (parfois même fort bien portants), tiennent à se médicamenter, soit pour encore mieux se porter, soit pour prévenir la maladie, soit pour compenser certains excès, soit... la *Médication simplex* ne les concerne pas davantage.

3° Ceux (les seuls que cette médication concerne) qui, quel que soit d'ailleurs l'état chronique de leur santé, tombent malades accidentellement, *quelle que soit la maladie*, sous les réserves énoncées ci-dessus et résumées à l'alinéa « Justification » *in principio*.

Cela posé, la *Médication simplex* comprend : 1° le Remède interne ; 2° le Remède externe ; 3° l'Hygiène.

REMÈDE INTERNE

Idée mère. — Il ne fait plus de doute pour personne, depuis les beaux travaux de M. Pasteur, que des maladies, une grande partie d'abord, et de leurs aggravations fébriles ensuite ont une origine microbienne. Sans préjuger ici la classification que la *Science de laboratoire* pourra donner de ces microbes, voici celle qui me paraît dès à présent judicieuse *au point de vue clinique :* Le microbe x de la Variole et de… ; celui x' de la fièvre intermittente ou paludéenne, et de…. ; celui x'' de la *Fièvre érysipélateuse* (marque de fabrique qui est de mon invention, je le reconnais), qui est celui de toutes ou au moins de la plupart des autres maladies aiguës, grippe, coqueluche, rougeole, méningite, stomatite, influenza — scarlatine et choléra infantile — oreillons, urticaire, ovarite, orchite, encéphalite, manie, myélite, tétanos, paralysie, rhumatisme articulaire, pneumonies lobaire et lobulaire, ictère, péritonite puerpérale, — etc. — sans oublier la maladie du sang qui, virulé, vous laisse mourir par l'anémie grave, ou vous tue par l'hydrémie foudroyante. — Il est possible que ma classification soit ou paraisse erronée : du moins elle est carrée. — Or, contre x on a le vaccin ; contre x', le sulfate de quinine ; contre x'', *quid ?* Mais peu m'importe ici, car ce que je tiens uniquement à signaler, c'est que ce *quid*, quel qu'il soit, doit être à peu près également bon contre toutes les maladies qui proviennent de ce microbe, ou, plus exactement, de cette *classe* de microbes.

Justification. — Les substances contenues dans ce Remède ne sont pas dangereuses, car elles se dosent au gramme. Sont-elles connues ? certes oui, car c'est précisément ce qui en *garantit* l'efficacité. — Toute chose *sérieuse* est *limitée :* on doit savoir ce qu'elle est et ce qu'elle n'est pas. Donc, prenons mille malades *graves :* je dis que, par la *Médication simplex*, il n'y en aura pas un de guéri de plus que par une autre Médication. Mais prenons mille malades *au hasard* (à l'exception des cas spéciaux et des cas chirurgicaux dans leur partie chirurgicale, de la variole, de la fièvre intermittente, et de quelques espèces rares comme la rage et le charbon) : je dis que la *Médication simplex* sera bonne pour *tous* ces malades (je ne dis pas *la meilleure* pour chaque espèce de maladie *en particulier*). C'est-à-dire que pour mille malades quelconques traités par elle du côté A, et mille autres malades traités de n'importe quelles autres manières du côté B, il y aura, *au bout de trois jours,* plus de malades guéris du côté A que du côté B, guéris ou du moins en état d'être laissés au seul effort de la nature, à adjuver, suivant les cas, ainsi par la belladone pour une coqueluche, etc., etc. (toutefois, selon nous, à priver autant que possible de médecine spoliative, vomitifs, purgatifs et laxatifs, mais à faire digérer, à tonifier et reconstituer, tant qu'on voudra), à moins que toutes ces maladies prises au hasard ne se soient trouvées par hasard être exceptionnellement bénignes et légères. La raison en est que, du côté B, il y aura de *grave,* après quelques jours de traitement : 1° les cas qui, dès le début, étaient *marqués* pour être graves ; 2° un certain nombre de cas, *moyens* au début, qui auront dégénéré en graves : pourquoi ? parce qu'ils ont été laissés au talent de l'Homme, et que le travail de l'Homme, tant grand soit-il, ne vaut pas une bonne machine. C'est l'histoire du Vaccin de la Variole qui nous démontre que l'idée de panacée (mais de *panacées restreintes*), n'est pas un mythe, mais une belle et bonne vérité. C'est pourquoi, avec la *Médication simplex,* où les malades seront traités indistinctement et uniformément, il n'y aura guère (ne soyons jamais trop affirmatifs dans ces questions) de cas graves que ceux qui, dès le début, étaient marqués pour être graves. — Pour être plus explicite, je dirai que, à la différence de la Variole, par exemple, où, chez les non vaccinés tous les cas sont graves (parce que le microbe x est atroce), le microbe x'' est relativement bénin, quoique pouvant devenir malin et même funeste, selon : 1° le génie épidémique ; 2° les conditions individuelles hygiéniques et de santé ; 3° le *moment psychologique* du début. C'est ce troisième terme important que vise la *Médication simplex*. Que l'on pense à la *caractéristique érysipèle* de cette fournée de maladies, et l'on verra immédiatement deux causes menaçantes d'aggravation : la desquammation épithéliale, celle qui, au foie, donne la jaunisse grave, et, aux reins, l'anasarque albumineuse ; et la *suppuration*, le pis de tout, parce qu'elle peut produire (et, au poumon qui est un lac de sang, c'est tout de suite fait), la résorption purulente. C'est cette dernière qui (il semble que du moment que le corps en reçoit les premières atteintes, il s'avoue vaincu : d'ailleurs le même phénomène s'observe, et encore plus rapide, pour la résorption putride) fait mourir les malades *si vite*, et avec cette circonstance singulière, bien faite pour stupéfier l'entourage, qu'ils meurent *avec toute leur connaissance.*

Appoint. — Ce sont les cas où la *Médication simplex,* tantôt excellente en elle-même comme dans l'angine, tantôt plus ou moins contr'indiquée par complication d'hémorrhagie, est insuffisante à elle seule, et a besoin d'un complément ou d'un remplaçant. Exemples : 1° *Angine couenneuse,* qui a l'apparence d'un peu de blanc d'œuf cuit ou de cendre mouillée déposée sur les amygdales. Contre ces dépôts infectants et envahissants, le seul remède est la cautérisation qui sera faite très avantageusement avec la solution de perchlorure de fer officin. — 2° *Diarrhée grave* (en cours ou non de maladie principale ci fièvre quelconque). Contre cette diarrhée on pourra employer très avantageusement un julep avec 1 ou 2 grammes de diascordium. — 3° *Douleurs et spasmes exceptionnels* (tenant par exemple à un accès de colique hépatique, en cours ou non de maladie principale qui serait, je suppose, une hépatite). Contre ces douleurs, on pourra employer très avantageusement la morphine, dans 1/2 julep à un pour deux mille quatre cents, par cuillerées à café de cinq en cinq minutes jusqu'à *commencement* d'effet ; et, dans les cas moyens

notre remède externe *loco dolenti,* ou encore, pommade bella-
donée sur toile hermétiquement beurrée, bien chauffée à l'en-
vers, puis appliquée à l'endroit avec bon tampon· d'ouate par-
dessus. — 4° *Epistaxis graves* (sous même remarque que pour
la diarrhée grave). Contre celles-ci on pourra employer très
avantageusement l'amadou taillé en un morceau de 10 centimè-
tres de long sur 3 de large, roulé dans le sens de sa largeur et
ficelé avec un fort fil dans toute la longueur du tout, puis en-
foncé jusqu'au fond de la narine qui saigne. Souvent il faut ob-
turer les deux narines. *Hémoptysies :* ergoline.

REMÈDE EXTERNE

De même que la Science a ramené la Fièvre à une unité bota-
nique, il me semble que la Douleur peut être ramenée à une
unité zootechnique. Celle-ci, n'étant d'ailleurs qu'une métastase de l'Influx vital, a comme lui une existence distincte. Je ne
dis pas que ce soit une matière, mais c'est un objet : nommons-le
Dolorigène, ce *dolorigène* causant la *sensation douloureuse.*
D'où cette distinction : on peut agir sur la douleur de deux
façons : ou (A) en raréfiant ou engourdissant le pôle qui est
dans l'encéphale (c'est le mode des ânesthésiques internes et
calmants *ubique*); ou (B) en chassant ou dénaturant le pôle
dolorigène (et c'est ainsi qu'agit, bien moins que le froid ou la
cocaïne, et rien que par grandes places, mais plus durablement,
le dit Remède externe). — Ce que je tenais à faire ressortir encore une fois, c'est que la *panacée restreinte* n'est pas un
mythe, mais un fait qui se prouve par l'observation d'abord, et
qui ensuite peut se démontrer théoriquement et pratiquement. —
Voici un essai de démonstration pratique où je montre comment
se comporte ce *dolorigène.* Je prendrai la seule douleur qui
soit à la fois très intense et très fréquente : l'odontalgie. Il
ressort de millions de cas qu'une Rage de dents qui dure depuis

12, 24, 48 heures et plus, se calme aussitôt qu'une Fluxion se déclare. Que s'est-il passé ? Simplement ceci, que le *dolorigène* a quitté la dent cariée pour remonter dans la joue correspondante. Alors il dépense sa *vis* en gonflement (ou, si l'on veut, il se métastase en tuméfacteur étant déjà lui-même, comme il est dit plus haut, une métastase), et la douleur s'éteint ; ou bien pour un motif quelconque, n'ayant pu dépenser toute cette *vis* malgré le gonflement, il transformera le reste en *virulence*, et la fluxion dégénèrera en *abcès*. Dans ce dernier cas, je le dis en passant, le Remède externe de la *Médication simplex* agira on ne peut mieux pour empêcher cet abcès.

Voici maintenant les deux Remèdes, interne et externe, que l'on n'emploiera conjointement que dans certains cas, car toutes les fois que l'un des deux paraît pouvoir suffire, il vaut mieux ne pas employer l'autre.

1' MÉDICAMENT INTERNE DE LA FIÈVRE.

Solution X pyrifuge à base de salicylate de soude. Chez les adultes, par cuillerées à soupe dans deux cuillerées à soupe d'infusion bien chaude et sucrée de tilleul. A répéter jour et nuit toutes les cinq heures pendant un, deux ou trois jours, *sans quitter le lit.* — Chez les enfants, suivant l'âge: une demi-cuillerée à café la première année ; une cuillerée à café jusqu'à cinq ans; double cuillerée à café jusqu'à dix ans, dans réduction proportionnellle d'infusion. (Les cuillerées pleines sont des cuillerées qui commencent à déborder).

2° MÉDICAMENT EXTERNE DE L'INFLAMMATION
(DOULEUR, GONFLEMENT)

Soluté Y antiphlogistique à base de sublimé. En applications *loco dolenti* par compresses de toile d'au moins quatre épaisseurs, imbibées de soluté tiédi au bain-marie et recouvertes ou non de taffetas gommé.

3° Traitement hygiénique de la Fièvre au début.

Boire le moins possible et boire chaud, même en mangeant ; manger le plus possible, ce qui plaît, quoi que ce soit, également chaud. Restriction commune au boire et au manger : se méfier des acides, surtout de ceux autres que vin et vinaigre. — Repos absolu, sans parler, sans lire. — Température ambiante chaude mais non étouffante ; aération modérée, jamais directe sur le malade.

3 juin 1890.   Dr Ripault.

NOTE SUR LE SALICYLATE DE SOUDE

(Supplément de la *Médication simplex*.)

A. Jusqu'ici la *Science médicale* n'a découvert, d'agissant *contre le trépas*, je dis *par grandes masses*, que :

1° Un agent : le vaccin.

2° Trois remèdes : le mercure, le sulfate de quinine, le salicylate de soude.

Nombreux sont les remèdes qui agissent comme calmants, excitants, toniques, évacuants, etc., mais rares, on le voit (et cela pouvait se deviner), ceux qui agissent comme « *préservatifs classés de l'existence* menacée par la maladie ».

B. Comment le *Salicylate de soude*, si brillant à ses débuts si récents, a-t-il pu si peu continuer, toisé au rhumatisme, de captiver l'attention ? Il faut en chercher la cause dans l'amour exagéré du neuf.

C. Voici les *principaux* effets techniques du *Salicylate de soude* :

1° *Action sur le pouls*. La Fièvre (cause à peu près unique des décès autres que *traumatiques immédiats* et *toxiques*) a deux signes : la *température* du sang et le *pouls* du cœur transmis aux artères.

La température, c'est la femelle, mobile, variable et changeante comme celle-ci, dans la même journée. Le pouls, c'est le mâle : une fois qu'il a repris la gravité *une fois*, c'est sérieux. Or, le *Salicylate de soude* ralentit le pouls.

2° *Action sur les glandes*. Il a une action expulsive toujours remarquable, souvent extraordinaire, sur toutes les glandes : notamment en sudoriparité, mucus nasal, flux glaireux et bilieux, etc.

3° *Décongestion*. Il a une action hémorrhagique incontestable, notamment emménagogue. Or, cette tendance hémorrhagique (d'ailleurs à surveiller), jointe à des *effets nauséeux* à peu près constants, en fait un bon succédané des émissions sanguines.

NOTE SUR L'EMPLOI DES PURGATIFS

Au début des Maladies épidémiques

(Supplément de la *Médication simplex*.)

A. Dans toute maladie épidémique, c'est-à-dire d'origine microbienne, le corps est infecté, par les produits de ces microbes, *au moins dans quelque endroit*. Mais, dans cet endroit, il y a des capillaires sanguins qui absorbent par endosmose. Donc il faut surveiller l'*endosmose* en général, la modérer même, si l'on peut, pour que, là où il y a infection, elle n'absorbe, autant que possible, pas plus de cette infection que le sang n'en pourra brûler, éliminer, enfin annuler. Car si l'apport d'infection dans le sang l'emporte sur le débit, il est clair qu'*à ce moment psychologique*, le sang tombera *en puissance d'infection*. — Or, que fait-on par les purgatifs ? On détermine une *exosmose* énergique des capillaires sanguins sur l'intestin ; et comme par les vaso-moteurs, tout le système capillaire est solidaire, il en résulte que cette *activité exosmotique* sera immédiatement comblée par une *activité endosmotique* correspondante ; ce que précisément, en vertu du raisonnement précédent, il fallait éviter à tout prix. En somme, augmentation d'infection.

Voici un second inconvénient complémentaire (diminution de désinfection) :

Le purgatif déplace la pression sanguine, qui se ferait beaucoup plus utilement sur les vrais organes d'élimination des produits infectants, organes que l'expérience démontre être d'abord la peau et les muqueuses qui y confinent (fièvres éruptives), ainsi que l'estomac, et secondairement les reins, enfin le poumon (où, comme sur les muqueuses, il faut atténuer, mais pas toujours supprimer), mais peu l'intestin (1).

B. Enfin, quelques considérations particulières :

1° La crainte de décomposition putride des matières stercorales soi-disant accumulées dans l'intestin n'est-elle pas exagérée, puisque ces matières sont *à l'abri du contact de l'air* ?

2° Est-il bien judicieux en présence de l'affaiblissement causé par l'incubation de ces maladies, de spolier encore le malade ?

3° Le purgatif diminue la plasticité du sang (c'est même son vrai rôle, son véritable emploi) : en cela, s'il est, en principe, bon chez les malades pléthoriques (où il peut être, dans les maladies qui nous occupent, remplacé par des sangsues ou la digitale), il est donc mauvais chez les autres malades, que ces maladies n'hydrémient déjà que trop. Et de fait ces maladies, traitées par les purgatifs, ont plus de tendance à se résoudre, par exemple en *pleurésie*.

16 juin 1890.   Dr RIPAULT,
                                   5, rue de Suzon, Dijon.

(1) Où d'ailleurs le *flux purgatif* n'est pas chargé d'impuretés comme le serait un *flux critique*, ayant même sous ce rapport un taux inférieur au *taux naturel* que le purgatif abaisse au lieu de l'élever. (Vrai, même de la fièvre typhoïde et du choléra ? dont les cas authentiques ne font d'ailleurs qu'une fraction dans la quantité épidémique totale.)

ÉPILOGUE

Sauf 160 mots retranchés et 120 ajoutés, ce qu'on vient de lire, depuis l'Epigraphe, est la reproduction littérale de notre publication des 3 et 16 juin 1890. — Actuellement nous n'introduirons que les modifications, additions et réflexions suivantes :

α. Le médicament pour usage interne aura tout bonnement pour formule :

Eau distillée . . . . 150 grammes
Salicylate de soude . . . . . 10 grammes

Et le médicament pour usage externe aura pour formule :

Eau distillée . . . . 300 grammes
Sublime . . . . 0 gr. 10 à 0 gr. 15

β. Il peut y avoir de grandes différences d'effet entre deux préparations différentes de salicylate de soude, ainsi que nous l'avons maintes fois et à plus ou moins grand dam, constaté. Cela tient probablement au plus ou moins de pureté du médicament, ce qui paraît être une loi commune à tous les remèdes. N'étant pas chimiste, nous ne pourrions dire comment le médicament pur peut être obtenu, mais voici les signes de la solution auxquels il nous a paru qu'on pouvait reconnaître son état de pureté : 1º amertume au goût avec une certaine répulsibilité sui generis; 2º couleur d'eau distillée sans aucune teinte ni nuance; 3º limpidité parfaite, même le lendemain, sans aucune trace de dépôt. — Ajoutons qu'une cuillerée d'une bonne solution de salicylate de soude absorbée provoque rapidement dans l'estomac un certain farfouillement, bientôt suivi d'une forte velléité de diaphorèse (transpiration) surtout à la tête, ceci en général.

γ. Quand le salicylate de soude est contre-indiqué, c'est-à-dire (voir Appoint *in principio*) dans le cas d'hémorrhagies nées ou à craindre « ainsi, grossesse », ou peu indiqué, à cause de la bénignité probable du cas, nous le remplaçons par le médicament que nous considérons comme son succédané, à savoir, *l'antipyrine* « qui agit d'une façon moins active mais plus douce ». Dans cet ordre de cas donc, nous avons employé quelquefois, surtout chez les enfants, l'antipyrine au début; et dans l'autre ordre de cas, c'est-à-dire, après que le salicylate de soude, pris au début et employé comme il est dit ci-dessus, ou bien n'a pas réussi, ou bien ne semble pas avoir suffisamment réussi, nous employons le plus souvent l'antipyrine comme suite. Alors, nous la prescrivons ainsi pour un adulte :

Julep gommeux . . . . . 150 grammes
Antipyrine . . . . 3 grammes

par double cuillerée à dessert, ce qui équivaut à 4 cuillerées à café bien pleines, dans 2 cuillerées à soupe d'infusion de fleurs de violettes chaude et sucrée, toutes les 3, 4 ou 6 heures. — *Nota*. Il peut être utile, aussi bien pour l'antipyrine que pour le salicylate de soude, de précipiter le mouvement au début : les 2 ou 3 premières doses pourront donc être données exceptionnellement à deux et même à une heure d'intervalle.

δ. Les soi-disant rechutes de fièvres ne sont que des guérisons incomplètes où la maladie non éteinte flamboie à nouveau, et c'est pourquoi la prudence commande, même après une guérison apparente, quelques jours d'observation. Pendant ce laps, où il n'y a pas lieu d'employer d'autre traitement que *du fortifiant*, il faut se méfier de la fatigue, mais surtout du refroidissement, et, par-dessus tout, du froid humide. On continuera donc de boire chaud, on ne se lavera pas à l'eau froide (et, soit dit en passant, on ne se fera pas raser la barbe, même à l'eau chaude, ni couper les cheveux), et enfin, si l'on change les draps à son lit, — draps qui entre parenthèse seraient extrêmement dangereux pour un non malade, mais sont peu dangereux pour l'ex-malade lui-même, — on ne mettra pas à ce lit des draps tirés de l'armoire ou blancs de lessive, encore qu'ils seraient très chauffés, mais on mettra des draps pris dans un autre lit de la famille, ce qui n'empêchera pas de les chauffer quelque peu. — Qu'on nous comprenne bien, notamment pour ce qui concerne la boisson : ce n'est pas le chaud que nous recommandons ici, mais l'absence de froid, ou, plus exactement, un écart *très limité* entre les 37º, 5 de la température normale du corps humain et la température de la boisson engloutie (car si elle était seulement sirotée le péril serait moindre). En cela, nous ne faisons que nous conformer à cet adage de bon sens « si ça ne fait pas de bien, du moins *ça ne peut pas faire de mal* ». Mais nous allons plus loin, et nous disons qu'empiriquement, *toujours* le froid ingéré nous a paru mauvais pour le sang, le cœur et le poumon (quand on est en puissance de fièvre), mauvais *souvent* pour l'intestin et la vessie ; bon seulement pour l'estomac c. t. q. lui seul. Et nous sommes convaincu que la plupart des médecins seront ou finiront par être de notre avis, dont l'attention aura été éveillée sur ce point.

ε. Enfin, qu'il soit bien entendu que, dans le présent travail, le salicylate de soude comme l'antipyrine ne visent que les maladies aiguës, et, dans celles-ci, que le symptôme « fièvre » ; et, en outre, qu'on soit bien convaincu que ledit symptôme qui, après tout, est moins pénible que la douleur, moins agaçant que la toux, moins débilitant que la diarrhée, etc., etc., est cependant, *au point de vue de la mortalité*, plus grave que tous les autres symptômes conjurés ensemble.

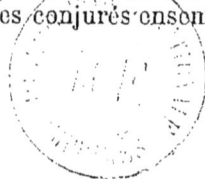

DIJON. — IMPRIMERIE DARANTIERE RUE CHABOT-CHARNY, 65.